BEI GRIN MACHT SICH IHR WISSEN BEZAHLT

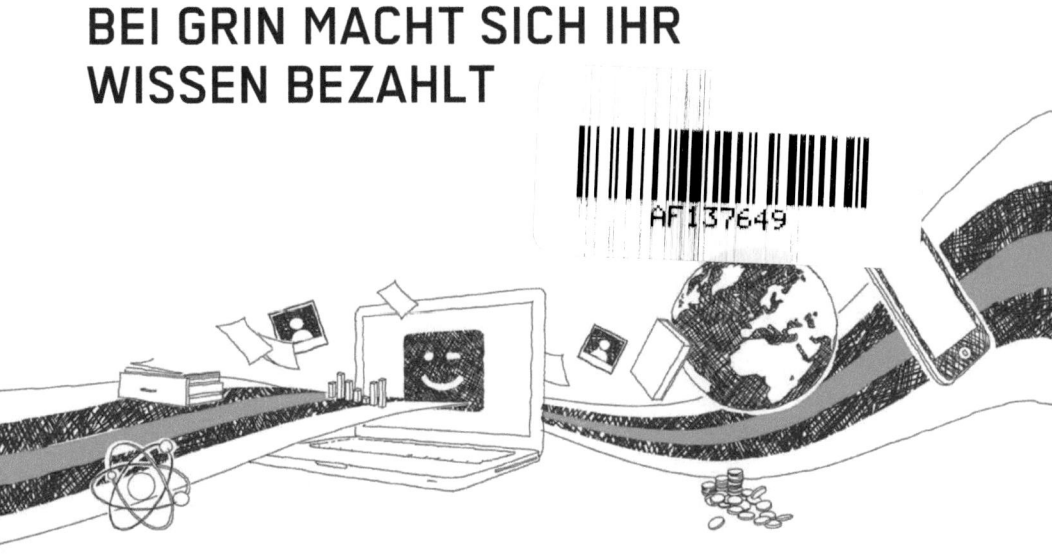

- Wir veröffentlichen Ihre Hausarbeit,
  Bachelor- und Masterarbeit

- Ihr eigenes eBook und Buch -
  weltweit in allen wichtigen Shops

- Verdienen Sie an jedem Verkauf

Jetzt bei www.GRIN.com hochladen und kostenlos publizieren

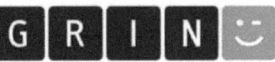

Grit Herrmann

Erstellen eines Kurskonzeptes in der Gesundheitsbildung

GRIN Verlag

Bibliografische Information der Deutschen Nationalbibliothek:

Die Deutsche Bibliothek verzeichnet diese Publikation in der Deutschen National-
bibliografie; detaillierte bibliografische Daten sind im Internet über http://dnb.d-
nb.de/ abrufbar.

Impressum:

Copyright © 2003 GRIN Verlag GmbH
Druck und Bindung: Books on Demand GmbH, Norderstedt Germany
ISBN: 978-3-640-12338-4

Dieses Buch bei GRIN:

http://www.grin.com/de/e-book/111203/erstellen-eines-kurskonzeptes-in-der-
gesundheitsbildung

GRIN - Your knowledge has value

Der GRIN Verlag publiziert seit 1998 wissenschaftliche Arbeiten von Studenten, Hochschullehrern und anderen Akademikern als eBook und gedrucktes Buch. Die Verlagswebsite www.grin.com ist die ideale Plattform zur Veröffentlichung von Hausarbeiten, Abschlussarbeiten, wissenschaftlichen Aufsätzen, Dissertationen und Fachbüchern.

Besuchen Sie uns im Internet:

http://www.grin.com/

http://www.facebook.com/grincom

http://www.twitter.com/grin_com

Hochschule Magdeburg / Stendal (FH)

Fachbereich Sozial- und Gesundheitswesen
Studiengang: Gesundheitsförderung und –management

Seminar:
Theoretische Grundlagen der Gesundheitsbildung
Lernbereich:
Gesundheitspädagogik und -psychologie

WS 2002/2003

Thema:

Erstellen eines Kurskonzeptes in der Gesundheitsbildung

Grit Herrmann
6. Semester

Inhaltsverzeichnis:

Einleitung

Lernen
ist herauszufinden, was du bereits weißt.
Handeln ist zeigen, daß du es weißt.

Lehren
ist andere wissen lassen, daß sie es
genauso gut wissen,
wie du selbst.

Ihr alle seid Lernende,
Handelnde, Lehrer.
Deine einzige Verpflichtung ist, dir selbst
Treu zu bleiben.
Einen anderen Menschen oder einer
Sache treu zu bleiben,
das ist nicht nur unmöglich,
es ist das Zeichen eines falschen Messias.

Die einfachsten Fragen sind die tiefsinnigsten.
Wo bist du geboren? Wo ist deine Heimat?
Wohin gehst du?
Was tust du?
Denke manchmal darüber nach und
du wirst sehen, wie sich deine
Antworten verändern.

Du lehrst am besten, was du selbst
dringend lernen mußt.

(Stukenberg 1999, S. 387; zit. n. Bach 1989)

Die Nahrungsaufnahme, das Essen und Trinken, spielt im Leben eines Menschen eine zentrale Rolle. Sie dient der Aufrechterhaltung seiner Lebensfunktionen und trägt somit maßgeblich zu dessen Wohlbefinden und Leistungsfähigkeit bei.

Fragen der Nahrungsbeschaffung sind in Europa eher von geringer Bedeutung; das Zeitalter des 21. Jahrhunderts ist gekennzeichnet von Nahrungsüberfluss und einer unübersehbaren Auswahl. „...steht eine zunehmende Differenzierung des Angebots gegenüber. Führte das durchschnittliche deutsche Lebensmittelgeschäft im Jahre 1950 noch etwa 1400 Produkte, so waren es 1990 bereits 6600 Produkte – Tendenz steigend" (Hirschfelder 2001, S. 255).

Abgesehen von der Vielfalt ist den wenigsten Menschen bewusst, mit welchen Inhaltsstoffen sie es zu tun haben oder welche Mengen an Nährstoffen vorhanden sind.

Als Beispiel sei hier der Zucker angeführt. Die „Milchschnitte" liegt mit 2 Stück Würfelzucker noch relativ gut im Rennen. Ein Glas „Fanta" liefert 5, ein Negerkuss 4, ein Riegel „Mars" 14 und eine Tüte Gummibären 64 Stück Würfelzucker (vgl. Lenzen et.al 1996).

Homfeldt (1993) weist daraufhin, dass das Maß an Fähigkeiten und Fertigkeiten ein wichtiges Kriterium darstellt, um aus der Vielfalt von Nahrung eine bewusste Zubereitung und Aufnahme zu gewährleisten.

Informationsmöglichkeiten zur gesunden Lebensweise gibt es viele, nur die praxisorientierte Vermittlung und die spätere Umsetzung stellen Probleme dar. Genauer gesagt, es liegen Kennen und Können oft weit auseinander. „So zeigen Umfragen beispielsweise, daß Raucher heute mehr über die Schädlichkeit des Rauchens wissen als Nichtraucher; Programme zur Gesundheitsförderung konnten nicht im erwünschten Maße gesunde Wirkungen erzielen [...] ohne gleichzeitig Symptome wie Streß, persönliche Erschöpfung und inneres Ausgebrannt - Sein abbauen zu können" (Homfeldt 1994, S. 9).

1. Die Ziele von Gesundheitsbildung

Durch die Weltgesundheitsorganisation (WHO) wurden 1986 im Rahmen der Ottawa-Charta fünf Handlungsfelder der Gesundheitsförderung als allgemeine Orientierung definiert. Zu ihnen zählen die Stärkung der persönlichen Gesundheitskompetenz, die Förderung gesundheitsbezogener Gemeinschaftsaktionen und die Neuorientierung der Gesundheitsdienste. Weiterhin einzubeziehen sind die gesundheitsfördernde Ausgestaltung der Lebensbereiche Wohnen, Arbeit, Bildung, Versorgung und Entsorgung, Freizeit, Kommunikation und Verkehr sowie die Umsetzung einer gesundheitsfördernden Gesamtpolitik.

Eng im Zusammenhang mit den Konzepten der Gesundheitsförderung sind die Ziele der Gesundheitsbildung zu sehen. Gesundheitsförderung setzt an den Kompetenzen und Ressourcen des Menschen an, um diese aufzubauen und zu fördern. Sie ist unabhängig vom Krankheits- oder Gesundheitszustand einzusetzen. Gesundheitsförderliche Maßnahmen sind nicht nur verhaltens-, sondern auch verhältnisorientiert ausgerichtet, was eine Umgestaltung von Lebensbedingungen beinhaltet.

Die Gesundheitsbildung ist ebenso ganzheitlich ausgerichtet, denn sie berücksichtigt das Biologische - den Körper, das Psychische – das Bewusstsein und das Soziale – die Kommunikation. Emotionen finden bei allen kognitiven Prozessen gleichwertige Berücksichtigung; die Sichtweise auf Systeme von Welt und Mensch finden aus mehreren Perspektiven statt (vgl. Baumgarten, 2001).

Angebote der Gesundheitsbildung, die sich an den Teilnehmern orientieren, setzen an deren Erfahrungen und Bedürfnissen an. Demzufolge verspricht eine alltagsorientierte, handlungsbezogene Arbeitsweise eher einer Umsetzung im Alltag. Der Mensch soll demnach Anregung und Unterstützung erfahren, um eigenverantwortlich und gesundheitsförderlich zu handeln.

1.1 Gesundheitsbildung im Rehabilitationsbereich

Die Erstellung eines Bildungsangebotes für den Bereich der Rehabilitation gründet sich auf die Durchführung eines Praktikums in einer rehabilitativen Einrichtung im letzten Semester. Die Praxistätigkeit stand unter dem Projektthema Qualitätsmanagement, insbesondere mündliche Befragungen und Telefoninterviews zur Kundenzufriedenheit. Erste persönliche Auswertungen bildeten die Grundlage für ein Gesundheitsbildungsangebot in der Rehabilitation.

Gesundheitsbildung in der Rehabilitation möchte die Lebensqualität und die Voraussetzung für Erwerbstätigkeit steigern. Bestimmte Risikoverhaltensweisen sollten zu diesem Zweck reduziert, individuelle und soziale Schutzfaktoren gestärkt und Kompetenzen zur Krankheitsbewältigung verbessert werden
(vgl. Verband deutscher Rentenversicherungsträger, 2000).

Neuere Gesundheitsbildungskonzepte halten auch im Bereich der Rehabilitation Einzug. Orientierte sich der Verband deutscher Rentenversicherungsträger (VDR) in den letzten Jahren ausschließlich am Risikofaktorenmodell, welches ein individuelles Fehlverhalten und deren Folgen in den Vordergrund stellt, so spielen nun auch andere Modelle, wie das Schutzfaktorenkonzept, eine größere Rolle. Es ist eng mit dem biopsychosozialen Krankheitsmodell und den Sichtweisen der Salutogenese verbunden (ebenda). Das heißt beispielsweise, dass die Teilnehmer eines Kurses nicht nach dem Vorhandensein von Risikofaktoren beurteilt werden, sondern gesamte Lebenssituationen und Lebensumstände wahrgenommen und eingebunden werden. Beim Risikofaktorenmodell wird davon ausgegangen, dass durch Aufklärung und der Bereitstellung von Informationen über gesundheitsschädigendes Verhalten zwangsläufig eine Verhaltensänderung und -verbesserung erfolgt. Den Teilnehmern entsprechender Kurse, wie Angebote zur Raucherentwöhnung, Stressbewältigung usw., wird das Gefühl vermittelt, es sei nur guter Wille nötig, um eine Verhaltensänderung zu bewirken. Diese Personen erleben Verzicht jedoch als deprimierend und assoziieren eine gesunde Lebensweise demnach mit dem Verlust von Lebensqualität.

Die Umorientierung seitens der rehabilitativen Einrichtungen ist durch eine hohe Teilnehmerorientierung charakterisiert. „... den Menschen da abholen, wo er gerade steht" (VDR 2000, S.5). Im Vordergrund steht das Erleben und Erfahren sowie die Beachtung emotionaler Bereiche. Der VDR (ebenda) gibt jedoch zu bedenken, dass einzelne Konzepte in der Rehabilitation davon abhängig gemacht werden sollten, in welchem Umfang die vermittelten Lerninhalte für den beruflichen und privaten Alltag nützlich und praktikabel erscheinen.

Gesundheitsbildung in der Rehabilitation will Interesse am Thema wecken, Informationen vermitteln, den Austausch anregen, Handlungsmöglichkeiten diskutieren, Hilfen anbieten, Veränderungswünsche unterstützen, Verhaltensänderungen ermöglichen und Angebote für die Zeit nach der Maßnahme vorstellen (ebenda).

1.2.　Bildungsprogramm Ernährung in der Rehabilitation

Gesundheitsbildungsprogramme mit dem Schwerpunkt Ernährung nehmen im Rehabilitationsbereich einen großen Raum ein. Zu nennen wären in erster Linie Kurse, die Ernährungsverhaltensweisen mit Erkrankungen in Verbindung bringen und sich an betroffene Personen wenden. Der Rehabilitand soll im Sinne eines gesundheitsförderlichen Verhaltens sensibilisiert und motiviert werden. Andere Zielgruppen sind Personen mit Übergewicht bzw. gewichtsabhängigen Risikofaktoren. Gesundheitsgerechte Ernährung richtet sich außerdem an Rehabilitanden, die aufgrund von Erkrankungen, eine bestimmte Diät einhalten müssen, wie Diabetiker oder Nierenkranke. Kleinere Gruppen von Nutzern dieser Einrichtungen, mit Interesse für Fragen der Ernährung, bilden die Teilnehmer von Sport- und Vorsorgekuren. Diese Personen sind meist schon gut über ernährungsphysiologische Grundsätze informiert, aber offen für neue Möglichkeiten und Alternativen, um Leistungsfähigkeit und Wohlbefinden zu steigern.

Lützen (1993) verweist auf sechs Punkte, die die Vorteile von rehabilitativen Programmen zum Ausdruck bringen. Aufzuzählen sind intensiver Kontakt zu den Teilnehmern, Spezialisierung auf eine bestimmte Klientel, fachspezifische Konzentration, ganzheitliches Vorgehen (organisch und psychosozial), Herausnahme aus dem sozialen Umfeld und Möglichkeiten genauer Begutachtung bzw. Wiedereingliederung.

Diätetische Modelle in der Rehabilitation differenzieren zwischen Gesunden und Erkrankten. Angebote für Gesunde laufen meist während der Ferien und sind von kurzer Dauer (maximal eine Woche). Der Kuraufenthalt ist in die Bereiche Sport, autogenes Training, kreatives Gestalten, Gesprächsrunden und individuelle Betreuung gegliedert. Die Teilnehmerzahl in den einzelnen Bereichen ist auf 10 bis 20 Personen begrenzt. Eine Kostendeckung erfolgt durch Teilnahmegebühren und/oder Teilerstattungen der Krankenkassen.

Heilverfahren für Erkrankte laufen über einen Zeitraum von drei bis vier Wochen, begleitet von einem allmählichen Kostaufbau, leichter Bewegungstherapie und Massagen. Gesundheitsbildung findet in Form von Arztvorträgen und Besuchen der Lehrküche statt. Des weiteren werden Anregungen zur Freizeitgestaltung, und wenn nötig, psychotherapeutische Unterstützung gegeben. Die Kosten tragen in der Regel die Krankenkassen oder Rentenversicherungsträger (ebenda).

2. Die Schrothkur – eine Fastenmethode mit Tradition

Das Fasten zählt zu den ältesten Heilmethoden des Menschen. Alle Weltreligionen kennen Fastenzeiten, wobei es um einen vorrübergehenden Verzicht und um die Erkenntnis geht, dass körperliche Askese auch Geist und Seele positiv beeinflussen und eine innere Reinigung bewirken.

„Die alten Asketen unter den Kirchenvätern, die nur von Brot, Datteln und Salat lebten, wurden steinalt. In einem Buch aus dem Jahre 1294 schreibt der Philosoph Roger Bacon, um der Ausdörrung und Zersetzung der Lebenssäfte, die das Alter mit sich bringt, standzuhalten, müsse man sich alle 2 bis 3 Jahre einer Selbsterneuerung unterziehen, die darin bestehe, sich von den verbrauchten Säften durch strenge Diät zu reinigen" (Schrothbund e.V. 1996, S. 9).

Johann Schroth, der Namensgeber der Kur, lebte von 1798 bis 1856. Er wuchs in unmittelbarer Nachbarschaft mit Vinzenz Prießnitz auf. Zunächst diente Schroth als junger Mann bei der Kavallerie, wurde dort Bursche beim Veterinär. Mit den gewonnenen Erfahrungen analysierte er die Heilmethoden von Prießnitz und fand heraus, dass fast ein Drittel aller Patienten die Kaltwasserkur nicht vertrugen und ungeheilt wieder abreisten. Auf der Basis der Wasserheilkunde kombinierte daraufhin Johann Schroth feuchte Schwitzpackungen mit einer besonderen Art des Fastens (vgl. Kaiser, 1977).

Zu Schroths Zeiten wechselten die Kuren so lang, bis der Patient sich schließlich gesund fühlte. Schrothkuren begannen mit einer Vorkur von 2 bis 3 Wochen, anschließend folgte die Hauptkur mit 5 bis 8 Wochen; zur Erholung wurde eine Kurpause von 1 bis 2 Wochen eingelegt, um danach mit einer weiteren Hauptkur von 5 bis 6 Wochen fortzufahren (ebenda). Schroth hinterließ über seine Heilmethode nichts Schriftliches. Sämtliche Anwendungen probierte er zunächst an sich selbst aus.

Angenehme Nebeneffekte der Kur nach Schroth sind der Gewichtsverlust und die Heilung verschiedener Krankheiten. „Ihr eigentlicher und größter Segen liegt im geistig – seelischen Bereich: In Einsicht und Erkenntnis der wahren Werte des Lebens. Es geht um die Fülle seelischer und körperlicher Lebenskraft" (Schrothbund e.V. 1996, S.18).

Nach dem Tod von Johann Schroth führten seine Nachfahren diese Kurmethode erfolgreich weiter und vervollkommnten sie.

2.1. Die drei Säulen der Schrothkur

Die tragenden Säulen der Schrothkur sind die Heildiät, der Wechsel von Trocken- und Trinktagen und die Kurpackung. Die durchschnittliche Kurdauer beträgt drei Wochen, für bestimmte chronische Erkrankungen entsprechend länger. Schrothkuren unter drei Wochen versprechen nur einen geringen dauerhaften Erfolg, da Entschlackungsprozesse erst in der zweiten Woche ihren Höhepunkt erreichen (vgl. Schrothbund e.V., 1996).

Eine spezielle Diät führt über 18 Tage, wobei sich Trocken- und Trinktage abwechseln. Der Plan für eine Woche Schrothkur (von Montag bis Sonntag) weist folgende Gliederung auf: Trockentag (Ruhetag), Kleiner Trinktag, Trockentag (Ruhetag), Großer Trinktag, Trockentag (Ruhetag), Kleiner Trinktag und Großer Trinktag. Anschließend folgt bis zum 21. Tag der langsame Aufbau der Kost. Für eine weitere Nachkur-Zeit von acht bis zehn Tagen sollten salz- und fettreiche, sowie schwer verdauliche Speisen gemieden werden. Um einen andauernden Kurerfolg zu garantieren, ist eine naturnahe, an Vitaminen und Mineralien ausgewogene Ernährung anzustreben. In erster Linie ist ein trockener Weißwein das Kurgetränk, welches in genau festgesetzter Menge (an den kleinen Trinktagen bis zu 0,5 Liter, an den großen Trinktagen bis zu 1 Liter) gegeben wird. Der Wein ist nachmittags zu trinken, im Verlauf von 4 bis 6 Stunden. Das Getränk hat eine belebende Wirkung, dass sich sowohl im physischem Befinden (kreislaufanregend, entwässernd, stoffwechselanregend) als auch im psychischen Befinden (aufheiternd) äußert.

Das Mittagessen des ersten Kurtages besteht aus einer Pflaumensuppe, die ein natürliches, schwaches Abführmittel darstellt. Auf zusätzliche Getränke während des Mittagessens verzichtet man prinzipiell, da solche Kombinationen zu Magen – Darm – Problemen führen könnten. Das Mittagessen der Trinktage bilden Gemüsesuppen, wobei Kohl, Porree, Möhren, Sellerie, Reis, Graupen, Erbsen, Bohnen, Paprika, Kartoffeln und Haferschleim besonders geeignet sind. An Trockentagen wird zu Mittag eingeweichtes Dörrobst gegeben. Frisches Obst während der Trocken- und Trinktage ist nicht kurgerecht. Zitrusfrüchte spielen eine Ausnahme, denn sie werden in Form von Säften zur Deckung des Vitamin – C – Bedarfes getrunken. Kurgebäck (altbackene Brötchen) sollten nicht mehr als nötig, d. h. etwa 2 bis 3 Stück pro Tag genossen werden (ebenda).

Die Schrothwickel finden in den frühen Morgenstunden Anwendung. Noch im Bett liegend wird dem Kurenden ein heißes Getränk (Hagebuttentee, Lindblütentee, Glühwein) serviert. Wenn keine Gewichtsreduktion angezeigt ist, kann zusätzlich ein Kurgebäck (altbackenes, mindestens ein Tag altes Brötchen) gegeben werden. Schrothwickel sind von erfahrenen Fachkräften, der Kurpackern, anzulegen. Begonnen wird mit einem feuchten Halswickel. Unbekleidet legt sich der Kurgast auf ein kaltes, feuchtes Leinentuch, um den ganzen Körper darin einzuschlagen. Zu beachten ist, dass das Leinentuch eng an der Haut liegt, um Luftbrücken zu vermeiden. Darüber folgen zwei Wolldecken mit Bändern festgeschnürt. Den Abschluss bilden Stepp- und Bettdecke. Um eine Wärmeabstrahlung zu verhindern wird ein Handtuch um den Kopf gewickelt. Der Kurende verbleibt zwischen zwei und drei Stunden in der Packung. Anschließend sollte mindestens | Stunde im Bett geruht werden. Die Wärme des Wickels wirkt kreislaufanregend und erzeugt eine gute Durchblutung. Als Folge erhöhen sich Körpertemperatur und Stoffwechselleistungen, der Körper schwitzt, es setzen sich Entschlackungs- und Entgiftungsprozesse in Gang (ebenda).

Anzumerken sind weiterhin begleitende Maßnahmen während der Schrothkur. Zu ihnen zählen die Bewegungstherapie und Massagen. Bewegungsübungen in Form von Spaziergängen und Gymnastik tragen zum Schutz von Muskulaturabbau bei, stabilisieren den Kreislauf und geben die notwendigen Impulse zur Ernährung. Zusammengefasst sind Ausscheidungs- und Stoffwechselanregung, Sauerstoffsättigung und Entschlackung durch Verbrennung die drei Hauptziele. Massagen hingegen mobilisieren den Gewebestoffwechsel und wirken gleichzeitig vegetativ harmonisierend und regulativ steuernd (vgl. Lützner, 1993).

2.2. Die Anwendungsgebiete der Schrothkur

Die Spanne von körperlichen Leiden, die Anwendungsgebiete der Schrothkur darstellen, reicht von Stoffwechsel- und Herz – Kreislauf – Krankheiten, Rheuma, Drüsenfunktionsstörungen, Hautleiden bis zu chronischen Entzündungen, Magen – Darm – Erkrankungen, chronischen Vergiftungen und Augenkrankheiten (vgl. Schrothbund e.V., 1996). Die Angaben zu Heilanzeigen variieren zwischen den einzelnen Autoren.

Bestimmte Krankheitsbilder, die im Zusammenhang mit einem schlechten Ernährungs-zustand, mit Infektionen, mit Leberererkrankungen, mit Schilddrüsenüberfunktionen, psychischen Erkrankungen und Krebserkrankungen stehen, sind für eine Schrothkur ungeeignet (ebenda).

Die Schrothkur will in erster Linie Entschlackungsprozesse im Körper in Gang setzen. Lützner (1993) erklärt diese Prozesse näher. Die Bezeichnung Verschlackung ist ein Laiensprachenmodell, dass den Menschen mit einem Ofen vergleicht. Im Ofen sind täglich Ruß und Asche, nach 1 bis 2 Jahren Verbrennungsreste, z. B. im Schornstein, zu entfernen. Die Parallelen zum Menschen bilden die täglichen Ausscheidungen über Haut, Atmung, Darm und Niere und die Speicherung und Ablagerung nichtgebrauchter Stoffe.

Positive Auswirkungen betreffen schlussfolgernd sowohl Körper als auch Seele. Als nachteilig könnten die Kosten, die Bequemlichkeit, der Aufwand, gleichsam auch eine möglicherweise Unausgewogenheit der Nährstoffzufuhr ins Gewicht fallen.

3. Die Zielstellung des Kurses

3.1 Vorbereitungskurs zur Schrothkur – Methoden und Möglichkeiten der Aktivierung menschlicher Selbstheilungskräfte

Der vorbereitende Kurs zur Schrothkur will Teilnehmer für eine gesundheitsorientierte Verhaltensweise motivieren, indem Möglichkeiten regulativer Heilmethoden aufgezeigt werden. Eigenverantwortliches Handeln soll dabei im Vordergrund stehen und ist zu akzeptieren, weniger die Vermittlung von Vorschriften und Ratschlägen. Das Programm möchte Anregungen für eine langfristige Auseinandersetzung mit Gesundheitsverhalten über den Projektzeitraum hinaus geben. Die Gruppenmitglieder erarbeiten sich gemeinsam Kenntnisse über das Schrothkur-Fasten, reflektieren ihr individuelles Essverhalten und werden so für Veränderungen sensibilisiert. Wichtige Aspekte während des 10tägigen Seminars stellen Übungen zur Intensivierung der Körperwahrnehmung und des Körpererlebens dar.

„Gefühlsmäßig Erlerntes und Erfahrenes wirkt also im Menschen immer weiter und wird immer aufs neue Wirkung erzeugen. Was für unseren theoretischen Zusammenhang von Bedeutung sein muß, ist, daß demnach erst die gefühlsmäßig gefärbten Bewußtwerdungsprozesse Kreisläufe zu durchbrechen vermögen und die Möglichkeit von Veränderungs- und Entwicklungsprozessen einleiten" (Stukenberg 1999, S.109).

Das Einstiegsthema des Kurses bildet eine Auseinandersetzung mit der eigenen Ernährungsbiographie. Als Grundlage dienen Essprotokolle, die über einen Zeitraum von zwei Wochen, im Vorfeld der Veranstaltung, geführt werden. Folgende Kriterien können Bestandteil des Protokolls sein: Wann wird gegessen? (Zeitpunkte im Tagesablauf); Was/Wie viel wird gegessen? (geschätzte Menge zu den Mahlzeiten oder zwischendurch); Wo wird gegessen/getrunken? (Ort des Essens); Wie lange wird gegessen? (in Ruhe, in Eile, evtl. Zeitdauer); Warum wird gegessen? (Hunger, Lust, Langeweile); Mit wem wird gegessen bzw. wer hat das Essen zubereitet? (Allein oder mit anderen Personen)(vgl. Homfeldt, 1994).

„Wir müssen in die jüngere und auch in die ältere Vergangenheit zurückblicken, wenn wir die gegenwärtige Esskultur und damit auch unser eigenes Verhalten verstehen wollen" (Hirschfelder 2001, S.7).

Mittels einer Ernährungsbiographie sollen alltägliche Gewohnheiten beim Essen erkannt, ins Bewusstsein zurückgerufen und angenommen werden (ebenda).

Louge bringt die Wichtigkeit von Alltagserlebnissen im Umgang mit Nahrung zum Ausdruck. „Vier Arten direkter Erfahrung mit Nahrung können die Nahrungsmittelvorlieben eines Organismus verändern: (1) bloßer Kontakt und Erfahrung mit bestimmten Speisen (‚mere exposure effect') oder ein Verzehr von Speisen, die (2) Veränderungen im Ernährungszustand oder (3) Krankheiten oder (4) andere charakteristische Ereignisse hervorrufen" (Louge 1998, S. 156).

Einrichtungen der Rehabilitation bieten sehr gute Voraussetzungen für die Durchführung eines Kurses in der Gesundheitsbildung. Zum einen sind entsprechend große, technisch anspruchsvolle Räume vorhanden zum anderem stehen wichtige Einrichtungen, wie Lehrküche oder Gymnastikräume, zur Verfügung. Es herrscht allgemein eine gemütliche, entspannte, behagliche Atmosphäre (Teppichboden, große Fenster, ausreichende Beleuchtung usw.), schulähnliche Erinnerungen, die oft negativ besetzt sind (Wandtafel, schlechte Sitzmöglichkeiten), kommen gar nicht erst auf.

Der Kurs leitet sozusagen eine weitere Runde des Erfahrens und Erlebens ein, denn nachfolgend können die erworbenen Kenntnisse, beispielsweise bei der Durchführung der Schrothkur, angewendet und vertieft werden. „So kann nach Abschluß einer Aktion neues Lernen oder das Ein- bzw. Verarbeiten von neuen Informationen erforderlich werden. Dieses alles gilt auch für einen längerfristig angelegten Lernprozeß, wo Aktion gleichzusetzen sein wird mit Praxis. Hieraus folgt die bereits mehrfach beschriebene fruchtbare gegensätzliche Wechselwirkung von praktischer Umsetzung mit einer daraus erwachsenen Motivation für neues Leben, wie eben umgekehrt auch für neue Aktionen" (Stukenberg 1999, S. 211).

3.2 Definition der Zielgruppe

Es gilt den verschiedenen Ansprüchen in der Rehabilitation gerecht zu werden. Zu bedenken ist außerdem, dass sich erkrankte Menschen oft schon im Vorfeld der rehabilitativen Maßnahme mit ihrem körperlichen und seelischen Zustand auseinandergesetzt haben und entsprechendes Wissen besitzen. Fundierte Vorkenntnisse zu Belangen der Ernährung sind auch bei Kunden zu finden, die Vorsorgekuren belegen. Es ist deshalb nicht leicht, Angebote zu schaffen, die breites Interesse finden.

Vor der eigentlichen Schrothkur finden sich, im nachfolgend aufgeführten Angebot, Menschen mit der gemeinsamen Entscheidung zusammen, diese Kostform auszuprobieren. Dieses gemeinsame Interesse bildet eine gute Grundlage für den Verlauf und das Ergebnis des Kurses. Die Teilnehmer haben genügend Zeit, sich kennen zu lernen, da die Entscheidung für ein nachstationäres Kursangebot bereits während ihres Aufenthaltes in der rehabilitativen Einrichtung fällt. „Es ist davon auszugehen, daß, wenn eine tragende menschliche Atmosphäre und eine gewisse Vertrautheit aufkommen kann, sich dann die Unterschiedlichkeit der Beteiligten in ihrer Vielfalt, Kompetenzen und Interessen mit den verschiedensten Lernanreizen und -möglichkeiten aktivierend auf einen Prozeß des Von- und Miteinander-Lernens auswirken" (Stukenberg 1999, S. 219).

Es erfolgt somit eine gute Verzahnung von stationärere und nachstationärer Betreuung. Mittels Adressenlisten von nachstationären Einrichtungen, wie Selbsthilfegruppen, versuchen zur Zeit Kureinrichtungen, Hilfe anzubieten. Doch ist die Person erst einmal in die häusliche Umgebung zurückgekehrt, fällt es meist schwer, neue Kontakte zu finden.

Zur Teilnahme an der Veranstaltung sind alle interessierten Personen angesprochen, unabhängig medizinischer Indikation, sozialem Status oder bestimmter Gruppenzugehörigkeit. „Die Unterschiedlichkeit der an einem Bildungsprozeß Beteiligten bezieht sich sowohl auf das Alter, auf die Generations- und Geschlechtszugehörigkeit, wie auch auf die berufliche Tätigkeit, Status, Ein- und Auskommen und auf das Bildungsniveau. Grundvoraussetzung ist lediglich ein gewisses Interesse..." (Stukenberg 1999, S. 219).

4. Stundenbilder

Stundenbild Nr. 1

Zeit	Ziel	Methoden	Materialien	Besonderheiten
5 Minuten	Begrüßung	Vorstellung der Referentin (Name, Berufsbezeichnung, derzeitiges Aufgabengebiet)	Overhead-Projektor, Folie, Stift	Verschiedene Begrüßungstees werden gereicht – gemütliche Atmosphäre schaffen
10 Minuten	Vorstellung der Teilnehmer	Teilnehmer notieren Vor- und Zunamen auf einem Schild, erheben sich kurz zur Vorstellung (Name, Alter, Wohnort)	Papier und Stifte für Namensschilder	Persönlicher Bezug untereinander wird ermöglicht
10 Minuten	Übersicht über den Kurs	Mittels Folie werden die Schwerpunkte notiert und festgehalten; Teilnehmer werden nach Wünschen und Erwartungen befragt	Folie, Stift	Während der Übersicht können Aspekte seitens der Teilnehmer auf der Folie ergänzt werden
30 Minuten	Ernährungsgewohnheiten	Teilnehmer nehmen ihre Ernährungsbiographie zur Hand und vergleichen in 2er Gruppen	Papier und Stifte	Wichtige Gemeinsamkeiten und Unterschiede werden festgehalten
5 Minuten	Abschluss	Gesprächskreis, Bekanntgabe der verkösteten Teesorten	-	Lockere Atmosphäre

Stundenbild Nr. 2

Zeit	Ziel	Methoden	Materialien	Besonderheiten
5 Minuten	Ankommen	Einstimmung auf den Kurs	-	Begrüßungstees
20 Minuten	Auswertung der Ernährungsbio-graphie	Gemeinsam-keiten und Unterschiede im Essen – Alltag	Stifte, Karten	Gruppenweise Nennung und Präsentation an der Pinnwand
20 Minuten	Persönlich richtige Ernährung finden	Typische Essverhaltens-weisen feststellen, Ansätze zur Stärkung oder Änderung herausarbeiten	Folie, Stift	Diskussion im Gesprächskreis und anschließend auf Folie notieren (persönliche Statements)
5 Minuten	Auseinander-setzung mit Verhaltens-weisen	Vorbereitung Pantomimen-spiel	-	-
15 Minuten	Auseinander-setzung mit Verhaltens-weisen	Kleingruppen zu 4 Personen stellen pantomimisch typische Ess-verhaltens-weisen dar	-	Übrigen Zuschauer sollen die Szenen erklären

Stundenbild Nr. 3

Zeit	Ziel	Methoden	Materialien	Besonderheiten
5 Minuten	Ankommen	Einstimmung auf den Kurs	-	Begrüßungstees
5 Minuten	Einführung in die Schrothkur	Geschichtliche Hintergründe	Folien, Overhead-projektor	-
20 Minuten	Einführung in die Schrothkur	Video über die Durchführung einer Schrothkur wird gezeigt	Video und Videotechnik	-
15 Minuten	Die drei Säulen der Schrothkur	Die Teilnehmer erarbeiten gemeinsam mit der Anleiterin die Grundsätze und Kriterien der Schrothkur	Pinnwand, Stifte, farbige Kärtchen	Kärtchen werden beschriftet und mit kurzer Erklärung angeheftet
10 Minuten	Zusammen-fassung	Kursleiterin fasst die gesammelten Antworten zusammen und ergänzt gegebenenfalls	Folie, Stift, Overhead-projektor	Notierung auf der Folie
5 Minuten	Vorbereitungen für nächsten Kursbaustein	Ausgewählte Nahrungsmittel als Bestandteil der Schrothkur bringt jeder Teilnehmer für die nächste Veranstaltung mit	Papier und Stifte für Notizen	Offene Gesprächsrunde

Stundenbild Nr. 4

Zeit	Ziel	Methoden	Materialien	Besonderheiten
5 Minuten	Ankommen	Einstimmung auf den Kurs	Warmer leichter Landwein oder Glühwein	Jeder Teilnehmer erhält 0,1 l Landwein oder Glühwein
10 Minuten	Praktische Auseinander-setzung mit der Wirkungsweise von Nahrungsmitteln	Zuckertest *	Ausreichende Teelöffel und Zucker	2er Gruppen und Diskussion
10 Minute	Training der Sinne während des Essens	Trocken-Pflaumen werden gereicht und bewusst langsam gegessen, die Empfindungen beim Essen geschult	Trocken-pflaumen und Servietten	Nahrungsmittel werden im Kreis herumgereicht
		Altbackene Brötchen, mit Schnittlauch oder Petersilie belegt, werden gereicht und bewusst langsam gegessen – Empfindungen beim Essen geschult	Brötchen, Beilage, Servietten	s. o.
20 Minuten	Zusammen-setzung und physiologische Bedeutung von Nahrungsmitteln	Mittels Brain-storming: alle Ideen werden zusammengetra-gen (auch unrea-listische), ein Teilnehmer notiert stichwortartig und heftet die Ergebnisse an die Pinnwand	Auf die Erfahrungen der Teilnehmer wird zurückgegriffen	

Zeit	Ziel	Methoden	Materialien	Besonderheiten
15 Minuten	Welche Sinne werden angesprochen? (Auseinandersetzung mit den Empfindungen)	Reaktionen des Körpers werden genau definiert (Geschmack, Geruch, Gehör, Gefühl) Kursleiterin greift die geschilderten Empfindungen auf und notiert diese	Folien, Stift, Overheadprojektor	-

* Zuckertest: Es werden 2 Personen pro Test benötigt. Person A stellt sich mit hängenden Armen so hin, dass die Handflächen nach außen zeigen und Handrücken am Bein liegen. Person B umfasst das Handgelenk von Person A und versucht dessen Arm vom Körper wegzuziehen, während Person A kräftig Widerstand leistet. Wichtig ist, die Armmuskeln so zu straffen, dass der Arm nicht hochgezogen werden kann. Gleicher Versuch erfolgt mit Person B, nur wird ihr vorher eine Prise Zucker auf die Zunge gestreut und anschließend hinunter geschluckt. Es ist nun nicht mehr zu verhindern, dass der Arm hochgezogen wird, sobald der Zucker auf der Zunge liegt, die Oberarmmuskeln nicht mehr so wie vorher arbeiten.

Stundenbild Nr. 5

Zeit	Ziel	Methoden	Materialien	Besonderheiten
5 Minuten	Ankommen	Einstimmung auf den Kurs	Orangen und Zitronen	Säfte werden selbstständig zubereitet
30 Minuten	Zubereitung typischer Nahrungsmittel der Schrothkur und Verköstigung	Aufteilung der verschiedenen Arbeitsschritte an die einzelnen Teilnehmer	Haferschleim-suppe, Gemüsebrühe	Lehrküche (Lebensmittel aus biologischem Anbau werden verwendet, soweit realisierbar und vom Preis vertretbar)
10 Minuten	Kennen lernen der Heildiät	Liste erlaubter Nahrungsmittel während der Schrothkur	Vorbereitete Scripte	Verteilung der Scripte an jeden Teilnehmer
10 Minuten	Wie ernähre ich mich nach der Schrothkur? (Grundsätze der Aufbaudiät)	Kursleiterin nennt die bevorzugten Nahrungsmittel während der Aufbaudiät, gemeinsam mit den Teilnehmern wird ein Essen-Plan (Aufbaudiät) für die erste Woche nach der Schrothkur erstellt.	Vorbereitete Materialien: Tabellen mit Uhrzeiten auf Papier	Jeder Teilnehmer vervollständigt die Tabellen
5 Minuten	Resümee der ersten Kurswoche	Erwartungen / Erkenntnisse / Wünsche seitens der Teilnehmer	-	Offener Gesprächskreis

Hinweis: lockere, freizeitmäßige Kleidung für die nächste Woche!

Stundenbild Nr. 6

Zeit	Ziel	Methoden	Materialien	Besonderheiten
5 Minuten	Ankommen	Einstimmung auf den Kurs / Fragerunde zur derzeitigen Befindlichkeit	Folie, Overheadprojektor	Hintergrundmusik, Duftlampe
15 Minuten	Grundsätze der Schrothschen Kurpackung	Kursleiterin schildert in Form einer Geschichte den Beginn eines Schrothtages über das Anlegen eines Wickels	-	Hintergrundmusik, Duftlampe, Licht wird etwas gedimmt
5 Minuten	Wirkung der Packung	Zuruf von Begriffen seitens der Teilnehmer bezüglich etwaiger Wirkungsweisen und Ergänzung durch Kursleiterin	Flipchart, Stifte	-
20 Minuten	Arten von Packungen kennen lernen	Kursleiterin demonstriert an einer menschlichen Puppe die Arten von Packungen und Wickel	Menschliche Puppe, Leinentücher, Handtücher, Wärmeflaschen	Hintergrundmusik, Duftlampe
10 Minuten	Selbsterprobung	In 2er Gruppen legen sich die Teilnehmer gegenseitig Wickel an Armen, Beinen und Hals an	Feuchte / trockene, kalte / warme Leinentücher, Handtücher, Matten zum Liegen oder Sitzen	Hintergrundmusik, Duftlampe, vor Wickelanlage wird heißer Hagebuttentee gereicht
10 Minuten	Erleben der Packung	Teilnehmer liegen auf den Matten und schildern die Wirkung der Wickel, Gefühle von Kälte und Wärme	Matten	Hintergrundmusik, Duftlampe

Stundenbild Nr. 7

Zeit	Ziel	Methoden	Materialien	Besonderheiten
5 Minuten	Ankommen	Einstimmung auf den Kurs, Bildung von 2er Gruppen	-	Hintergrund-musik, Duftlampe
5 Minuten	Vorbereitung zur Schulung der taktilen Wahrnehmung	Schuhe und Strümpfe werden ausgezogen, 2er Gruppen: Teilnehmer A wird die Augen verbunden, Teilnehmer B führt	Augenbinden	-
10 Minuten	Schulung der taktilen Wahrnehmung zum Abbau von Berührungs-ängsten	Mit verbundenen Augen werden die Teilnehmer über verschiedene Materialien geführt (Steine, Sand, Tücher, Schwamm...), anschließend Wechsel	Erforderliche Materialien (Sand, Holz, Tücher...) werden in Kästen ausgelegt	Hintergrund-musik, Duftlampe
5 Minuten	Reflexion	Austausch in der Gruppe	-	-
30 Minuten	Schulung der taktilen Wahrnehmung zum Abbau von Berührungs-ängsten	Paarweise Rückenmassage unter Zuhilfenahme unterschiedlicher Materialien (Bälle, Schwämme, Tücher) jeweils 15 Minuten	Matten, Massage-utensilien	Hintergrund-musik, Duftlampe
5 Minuten	Reflexion	Austausch in der Gruppe	-	-

Stundenbild Nr. 8

Zeit	Ziel	Methoden	Materialien	Besonderheiten
5 Minuten	Ankommen	Einstimmung auf den Kurs, Kurs beginnt im Liegen	Matten	Hintergrundmusik, alle Teilnehmer liegen auf Matten (bei starker Erschöpfung oder Abspannung ist eine mehrtägige Liegekur vor der Schrothkur erforderlich)
10 Minuten	Entspannung	Teile des autogenen Trainings benutzt die Anleiterin (Schwere / Leichtigkeit der Arme / Beine, Atmung)	Matten, CD mit Entspannungsmusik	Hintergrundmusik ändert sich, entspannende Laute (Wasser, Wind, Vögel), Licht wird gedimmt
10 Minuten	Empfindungen im Liegen	Jeder Teilnehmer beschreibt liegend seinen derzeitigen körperlichen und seelischen Zustand	Matten	-
10 Minuten	Anspannung	Einzelne Muskel-Gruppen werden auf Zuruf im Liegen angespannt, bei Musikstopp kann entspannt werden	Matten	Musik ändert sich, wird lauter und schneller
5 Minuten	Wechsel der Körperposition	Matten werden beiseite geräumt, lockere Aufstellung im Kreis	-	-
5 Minuten	Bewegungsübungen	Kursleiterin führt einfache Übungen vor, Teilnehmer – Kreis folgt den Anleitungen	-	Musik ändert sich, wird rhythmischer

Zeit	Ziel	Methoden	Materialien	Besonderheiten
10 Minuten	Selbstgestalteter Tanz	Allein oder in 2er Gruppen	-	Entsprechende Musik
5 Minuten	Atemübungen	Bewusstes Atmen im Kreis	-	Hintergrund-Musik

Stundenbild Nr. 9

Zeit	Ziel	Methoden	Materialien	Besonderheiten
5 Minuten	Ankommen	Einstimmung auf den Kurs	-	Hintergrund-musik, Duftlampe
15 Minuten	Vorstellung der Ordnungs-therapie (Rhythmus und Ordnung in den Tagesablauf bringen)	Geregelter Rhythmus von Aktivität und Entspannung	Folien, Overhead-projektor	-
15 Minuten	Vertiefung der Methoden der Schrothkur	Wissensquiz zur Schrothkur, Teilnehmer ziehen abwechselnd Kärtchen mit Fragen und beantworten diese	Vorbereitetes Quiz über Schrothkur	Gesprächskreis, Behälter mit Fragekärtchen wird von Person zu Person gereicht
10 Minuten	Indikationen und Kontra-Indikationen der Schrothkur	Diavortrag zu Anwendungs-Gebieten	Diaprojektor, Dias	-
15 Minuten	Beschwerden während des Fastens	Anleiterin nennt typische Beschwerden: Gruppe versucht Tipps aus den bisherigen Kenntnissen aufzustellen, um diese zu vermindern	Folien, Overhead-projektor, Stifte	Folien mit typischen Beschwerde-bildern sind vorhanden; Tipps werden notiert

Stundenbild Nr. 10

Zeit	Ziel	Methoden	Materialien	Besonderheiten
5 Minuten	Ankommen	Einstimmung auf den Kurs	-	Hintergrund-musik, Duftlampe
10 Minuten	Feedback zum Kurs	Förderliche und hemmende Faktoren während des Kurses werden aufgezeigt, Kursleiterin verlässt kurz den Raum, Kärtchen mit Nennungen werden an die Pinnwand geheftet, anschließend gemeinsame Diskussion	Farbige Kärtchen, Stifte, Pinnwand	-
15 Minuten	Zusammen-fassung der Grundsätze der Schroththerapie	Anleiterin fasst die Eckpunkte der Schroththerapie zusammen, Teilnehmer ergänzen	Folien, Overhead-projektor	Gesprächskreis
5 Minuten	Organisatorische Vorbereitung weiterer Gruppenarbeit (z.B. begleitend zur Schrothkur)	Telefonnummern und Adressen austauschen	Papier und Stifte	
20 Minuten	Individuelle Ziele und Wege	Einzelne Teilnehmer äußern sich zu künftigen Vorhaben	-	Gesprächskreis
5 Minuten	Verabschiedung			

5. Evaluationsinstrumente

Grundsätzliche Aufgabe der Evaluation ist die Bewertung der Wirksamkeit und Wirtschaftlichkeit von Maßnahmen. Gesundheitsbildungsprogramme sind demnach gezielt und effektiv unter Verwendung spezifischer Ressourcen zur Erreichung bestimmter Ziele einzusetzen, um genau definierte Probleme zu vermindern oder auszuschalten (vgl. Kirschner, 2000).

Betrachtet man nun die einzelnen Schritte der Evaluation etwas näher, so ist zunächst das gesundheitliche bzw. soziale Problem zu definieren und zu analysieren. Es ist aufzuzeigen, inwieweit spezifische Maßnahmen auf das Problem Einfluss haben können. Dieses Wirkungsmodell bildet anschließend die Grundlage für die Wahl der Zielpopulation und der Programmziele. Das Programm kann nun konzipiert und umgesetzt werden. Es folgen die Phasen der Programmüberwachung, Prozess- und Produktevaluation sowie Qualitätssicherung. Mit der Durchführung von Wirkungsanalysen wird gleichzeitig die Ergebnisevaluation eingeleitet. Den Abschluss bildet eine Kosten-Nutzen-Analyse (ebenda).

Bevor Evaluationsinstrumente eingesetzt werden sind also nachfolgende Fragen zu klären. Wer ist Adressat der Evaluation?, Welche Wirkung soll erzielt und kann diese mit vertretbarem Aufwand gemessen werden?, Was könnte aus dem Programm gelernt werden (Prozess, Struktur, Vermittlung)?, Haben sich relevante Veränderungen seit Kursbeginn ergeben?.

Blättner (1998) nennt drei grobe Kriterien, an denen die Qualität des Programms gemessen werden kann. Zunächst sollten sich Menschen durch das Angebot angesprochen fühlen, wofür eine klare und interessante Zielformulierung notwendig ist. Eingehende Teilnahmebestätigungen geben erste Hinweise, inwieweit die Kursausschreibung Neugierde geweckt hat, die Werbung erfolgreich war, das Programm akzeptiert und alle Personen der Zielgruppe erreicht wurden. Während des Kurses bekunden die Teilnehmer durch Anwesenheit oder Wegbleiben, ob sich ihre Erwartungen, beispielsweise bezüglich Thematik oder Methodik erfüllt haben. Nach Abschluss des Kurses kann die direkte Äußerung der Gruppenmitglieder oder die Zuhilfenahme von Fragebögen Aufschluss über Kriterien der Wirksamkeit und Wirtschaftlichkeit geben.

Qualitätsansprüche lassen sich ebenso auf verschieden Interessengruppen verteilen. Maßgebend können Bewertungen seitens der Kursleiter, Planer, Auftraggeber und Teilnehmer sein (vgl. Baumgarten, 2001).

Als einzusetzende Evaluationsinstrumente im Einzelnen wären zunächst Aktenanalysen zu nennen. Es wird dabei geprüft, ob statistische Daten zu diesem oder einem ähnlichen Kursthema vorliegen, die aussagekräftig und nützlich sind.

Weitere Methoden stellen Befragungen dar, die zu den häufigsten Formen der Datenerhebung zählen. Befragungen in mündlicher Form können vom Interviewer anhand standardisierter Fragebögen oder unter Zuhilfenahme grober Leitlinien erfolgen. Eine Sonderform des Interviews ist das Telefoninterview.

Die schriftliche Befragung der Teilnehmer könnte am Ende des Gesundheitsbildungs-angebotes in Erwägung oder auch nach Beendigung des Kurses postalisch übersandt werden. Die Methoden der Befragung finden sowohl bei Teilnehmern, als auch bei Abbrechern, Nichtteilnehmern oder bestimmten Zielgruppen statt, um beispielsweise Gründe für das Wegbleiben oder die Nichtinanspruchnahme zu erfahren.

Andere Evaluationsmethoden sind Beobachtungen von Ereignissen und Handlungsabläufen, wobei unterschieden wird zwischen offener und verdeckter (Beobachter ist für den Teilnehmer sichtbar/nicht sichtbar), teilnehmender oder nichtteilnehmender (Beobachter ist aktiver Kursteilnehmer/steht außerhalb der Gruppe) oder systematischer und unsystematischer (gegliederter/ungegliederter Beobachtungsablauf).

Kursleiter können zudem eigens angefertigte Protokolle über den Ablauf einzelner Kursbausteine zur Analyse der Intervention zu Rate ziehen. Nach Abschluss der Kurseinheit sind Gesprächsrunden angezeigt, bei denen seitens der Teilnehmer programmspezifische Bewertungen möglich sind. Eine objektive, systematische und nachprüfbare Methode ist die Inhaltsanalyse, die die Ausführung des Programms im Vergleich zu festgelegten Standards überprüft. Sind aufgeführte Evaluationsinstrumente zeitlich zu ordnen, erfolgt eine Einteilung nach Struktur-, Prozess- und Ergebnisqualität. Die Anforderungen der Strukturqualität bezeichnen den IST - Zustand, worin Voraussetzungen (IST), Infrastruktur, Organisations-struktur definiert sind und anschließend überprüft wird, ob dies mit den Zielvorgaben (SOLL) vereinbar ist. Die Prozessqualität stellt einen IST – SOLL – Versuch dar, bezeichnend durch Instrumente der Durchführung (IST), Überprüfung durch Bewertungsvorgaben und Optimierung mit den Zielvorgaben (SOLL). Die Ergebnisqualität liefert einen IST – SOLL – Vergleich, wo das Ergebnis (IST) vorliegt, überprüfbar durch eingetretene Veränderungen ist und schließlich mit den Zielvorgaben (SOLL) verglichen wird (vgl. Baumgarten, 2001).

Literaturverzeichnis

Baumgarten, K.: Script zum Seminar **Theoretische Grundlagen der Gesundheitsbildung.** Magdeburg 2001. unveröffentlichtes Manuskript

Blättner, B.: **Gesundheit läßt sich nicht lehren.** Bad Heilbrunn: Klinkhardt 1998.

Grove, C.: **Wie geht's? Wie steht's?** Körpererfahrung im Alltag. Stuttgart: Ernst Klett 1999.

Homfeldt, H. G. (Hrsg.): **Anleitungsbuch zur Gesundheitsbildung.** Ernähren, Bewegen, Kleiden, Naturerleben. 2. korrigierte Auflage. Baltmannsweiler: Schneider 1994.

Homfeldt, H.G.: **Sinnliche Wahrnehmung - Körperbewusstsein - Gesundheitsbildung: praktische Anregungen und Reflexionen.** 2. Auflage. Weinheim: Deutscher Studien Verlag 1993.

Kaiser, J. H. (Hrsg.): **Das Neue Große Kneipp – Buch.** Handbuch der naturgemäßen Lebens- und Heilweise. 5. Auflage. München: Franz Ehrenwirth 1977.

Kirschner, W.: Script zum Seminar **Forschungs- und Planungsmethoden.** Berlin 2000. unveröffentlichtes Manuskript

Knörzer, W. (Hrsg.): **Ganzheitliche Gesundheitsbildung in Theorie und Praxis.** Heidelberg: Karl F. Haug 1994.

Lammers, B.& Lange, J. (Hrsg.): **Neue Wege der Weiterbildung: Modelle und Projekte für die Volkshochschule.** Essen: Klartext 1996.

Lenzen, K.- D.; Lintzen, B.; Schulz, G.; Zimmer, B.: **Gesundheit lernen: Ein Projekt zur Gesundheitserziehung und Gesundheitsförderung in der Grundschule.** Weinheim und Basel: Beltz 1996.

Louge, A. W.: **Die Psychologie des Essens und Trinkens.** Heidelberg und Berlin: Spektrum Akademischer Verlag 1998.

Lützner, H.: **Aktive Diätetik: Fasten, Intensivdiätetik, Ernährungstherapie.** Stuttgart: Hippokrates 1993.

Schipperges, H.; Vescovi, G.; Geue, B.; Schlemmer, J.: **Die Regelkreise der Lebensführung.** Gesundheitsbildung in Theorie und Praxis. Köln: Deutscher Ärzte Verlag 1988.

Schrothbund e.V. (Hrsg.). **Die Schrothkur.** 9. erweiterte Auflage. Weiler im Allgäu: Bäder Verlag 1996.

Spiekermann, U.: **Eßkultur heute. Was, wie und wo essen wir?** In: Dr. Rainer Wild – Stiftung (Hrsg.), Gesunde Ernährung zwischen Natur- und Kulturwissenschaft. Die Arbeit der Dr. Rainer Wild – Stiftung, Münster 1999, S. 41 –56.

Stukenberg, H.: **Selbstgestaltete Bildungsarbeit in der Erwachsenenbildung.** Der Mensch im Zentrum von Lenen und Veränderung. Regensburg: Roderer 1999.